L'Œuvre

Antituberculeuse

DE PARIS

Déclarée à la Préfecture de Police, N° 152.511

et publiée dans le « Journal Officiel »

Subventionnée par le Conseil général de la Seine

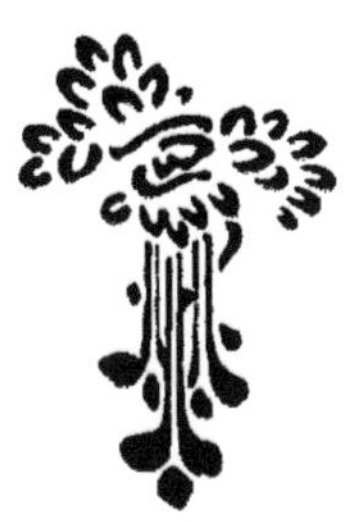

SIÈGE SOCIAL : 53, Rue Condorcet

DISPENSAIRE TOUS LES JOURS DE 9 HEURES A MIDI

L'Œuvre antituberculeuse

DE PARIS

L'Œuvre

Antituberculeuse

DE PARIS

Déclarée à la Préfecture de Police, N° 152.511

et publiée dans le « Journal Officiel »

Subventionnée par le Conseil général de la Seine

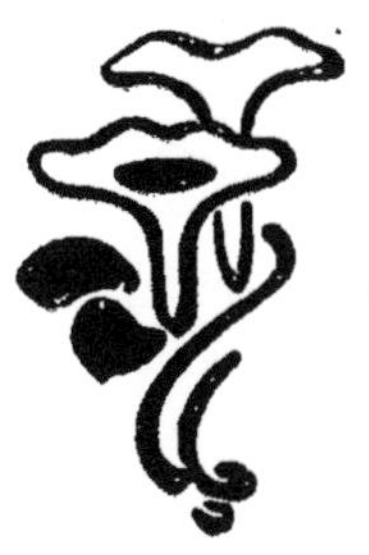

SIÈGE SOCIAL : 53, Rue Condorcet

DISPENSAIRE TOUS LES JOURS DE 9 HEURES A MIDI

MEMBRES FONDATEURS

Comte et Comtesse Dulong de Rosnay.

MEMBRES BIENFAITEURS ET HONORAIRES

LL. MM. le Roi et la Reine d'Italie, S. M. la Reine d'Espagne, S. M. la Reine de Bulgarie, LL. AA. II. le Grand-Duc et la Grande-Duchesse Cyrille, S. A. R. Don Carlos, M᷉ᵉ Fallières, Mᵐᵉ Loubet, Mᵐᵉ Félix Faure, Princesse Jourkewski, Princesse Louise, Comtesse Greffulhe, Comtesse de Roydeville, Comtesse Hendrikoff, Baronne de Léonino, Princesse de Sagan, Mᵐᵉ de Belval, Mᵐᵉ Achille Fould, Mᵐᵉ Alfred Sommier, Mᵐᵉ Koutnetzoff, Mᵐᵉ Roussel, Mᵐᵉ V. Haller, Prince Coloredo Mansfeld, Prince de Hohenlohe, Duc de Camastra, Comte B. Fyszkievici, Comtesse Constant de Béarn, Duchesse de Mier, Baronne d'Erlanger, Comte de Kevenhuller, Prince Georges, Comte et Comtesse Lucas de Gontaut-Biron, Mᵐᵉ de Meyendorff, Mᵐᵉ Jules Porgès, Mᵐᵉ Rodolphe Kahn, Mˡˡᵉ Marquis, Mᵐᵉ Salles, Mᵐᵉ Gervais, Baron Edg. de Marçay, M. Rouzaud, Comte de Franqueville, M. G. de Piza, M. E. Calvin, M. F. M. Mallet, M. Hennessy, M. et Mᵐᵉ Rouliot, Mᵐᵉ Grandville, Mᵐᵉ Francis de Croisset, Baronne d'Alexandry, Comtesse Robozinska, Comtesse Stenbwell Termor, Comtesse Phaser Syberg, M. Madariaga, M. A. J. Stern, M. Blairiot, Mᵐᵉ Stilmand, MM. L. Biard, M. Juleau, M. Steindeker, M. Parent, Mᵐᵉ Webaux-Pierre, Mˡˡᵉ de Faria, M. Achille Prévost, M. Charles Yeng, M. H. Larivière, M. A. Marion, M. L. Cousino, M. Boulay, M. Bischoffsheim, M. Cahen d'Anvers, M. Alph. Weill, M. Charles Hannier, MM. Muller et Blaisot, M. Maurice Larivière, M. Lasso, M. Bartholoni, M. Shonsinger, M. C. Madon, M. Chary M. Krafft, M. Hedouin, M. G. Levera, M. Astorega, M. Linkder, M. Dollfus, M. Hébert Ward, M. Loubery, M. Hielle.

L'Œuvre antituberculeuse
DE PARIS

La tuberculose est un fléau qui nous guette à chaque pas et fait des victimes dans tous les milieux et dans tous les pays. Dernièrement en Angleterre, on constata que la tuberculose enlève toutes les 12 minutes un individu. Si nous comptions les décès par tuberculose en France, nous trouverions toutes les 5 minutes une existence fauchée par cette terrible maladie.

Depuis 10 ans, les statistiques montrent qu'il y a eu six millions de victimes en France ; ce chiffre est supérieur à tout ce que la France a perdu pendant cet intervalle, par les guerres, les accidents et les cataclysmes.

A quoi tient cette grande mortalité ? A diverses causes, parmi lesquelles : le manque d'air, de soleil, les poussières, la mauvaise alimentation, le lait des vaches tuberculeuses, le surmenage, les excès, les maladies comme la bronchite, la coqueluche, la rougeole, la pleurésie et toutes les affections qui laissent dans nos poumons des portes d'entrée aux microbes, les misères physiologiques qui dépriment l'organisme et préparent le terrain aux bacilles de Koch.

Tous nous sommes exposés à être en contact avec ces microbes, à les recevoir et, à certains moments, nous pouvons les héberger. Il est même prouvé que la plupart d'entre nous portent le bacille de la tuberculose, mais à l'état latent, jusqu'au moment où il trouve l'organisme en état d'infériorité pour faire son éclosion.

Nous avons connu des gens très forts et même des lutteurs qui ne redoutaient rien, et qui pourtant sont devenus tuberculeux à la suite d'un accident ayant causé une contusion de la poitrine et produit une lésion aux poumons. On cite des cas où des bateliers sont devenus tuberculeux du côté du thorax où ils s'appuyaient sur la perche servant à pousser leur embarcation. Certains métiers exposent particulièrement l'individu à la tuberculose: les ouvriers qui travaillent dans les poussières comme les menuisiers, les charpentiers, les boulangers, les étameurs, les ouvriers carriers, les graveurs sur métaux et sur cuivre, les mineurs de mines d'étain, de cuivre ou de plomb, les couteliers, etc.

Les poussières sont en général très dangereuses pour les poumons, car elles blessent les tissus pulmonaires, et entretiennent une irritation continuelle des alvéoles et des bronches qui sont toutes prêtes à recevoir les bacilles de Koch.

Le travail dans un mauvais air, et dans une position assise prépare aussi le terrain à la tuberculose. Ainsi les horlogers, les selliers, les cordonniers, les drapiers, les tailleurs, les coiffeurs, les chapeliers et les imprimeurs, sont exposés à cette maladie.

L'air et le soleil sont les deux facteurs importants pour la désinfection des locaux. Il y a des ateliers où des ouvriers meurent de tuberculose parce qu'ils travaillent dans l'obscurité et nous en avons vu qui contractaient cette maladie à la place même où un autre était mort. Il existe des endroits où l'ouvrier est condamné d'avance : il commence par une pleurésie, et finit par la phtisie.

Les causes qui contribuent à développer la tuberculose étant multiples, il est très difficile de les combattre. En théorie, tout est possible. Ainsi vous entendrez dire qu'on peut transformer les habitations, les rues et même les villes. On fait des plans, et l'on montre comment doit être située une maison pour être hygiénique; on peut construire des maisons giratoires, et l'on pourrait même stériliser l'atmosphère. Il est incontestable qu'avec les moyens dont on dispose aujourd'hui, tout est possible, théoriquement. Mais, pratiquement, il faudra des siècles pour transformer les villes et pour changer la manière de vivre des ouvriers.

Il y a plus de vingt-cinq ans que le mouvement antituberculeux

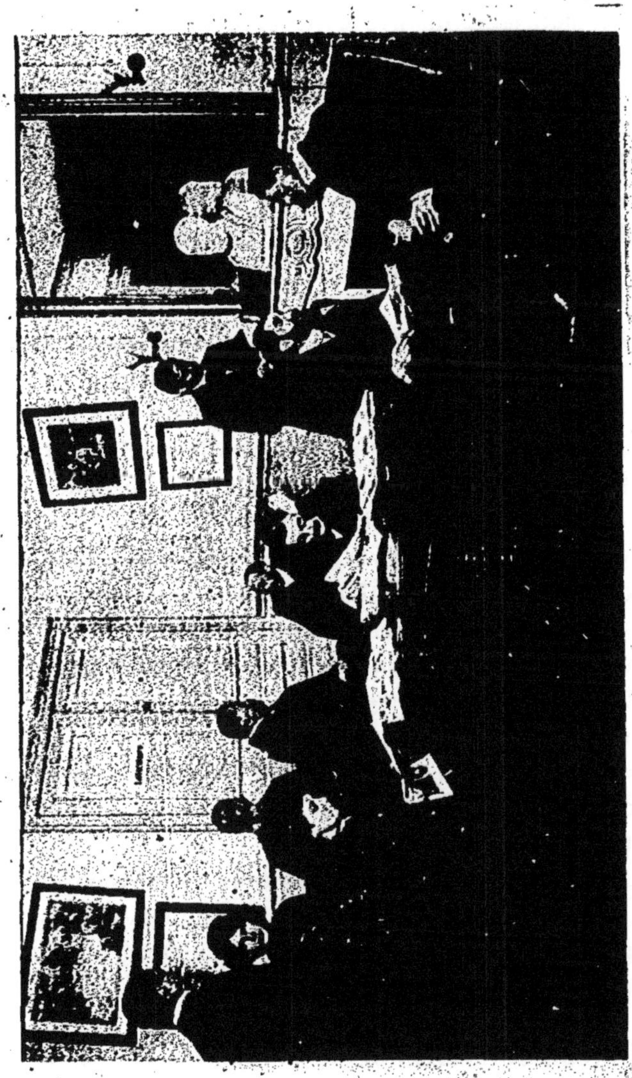

a commencé en France. Parmi les premiers pionniers qui ont mené le combat, nous devons citer les D" *Armingaud, Grancher,*

Brouardel, Lancereaux, Landouzy, etc. Les bonnes volontés se sont multipliées, des œuvres ont été fondées pour mettre un obstacle à ce fléau. Et pourtant, malgré cette émulation de générosité, combien il reste encore à faire !

Si l'on calcule en chiffres combien une nation peut perdre par la tuberculose, non seulement de sa population, mais encore de son capital, on arrive à des chiffres fantastiques. Sans entrer dans ses calculs ardus et fatigants pour le lecteur, nous pouvons citer une statistique faite en Angleterre, et qui montre l'intérêt que présentent au point de vue pratique pour une nation les calculs de ce genre.

La statistique a porté sur 3.080.166 personnes de sexe masculin, âgées de quinze à vingt-cinq ans. Les anglais disent : « Si la phtisie n'existait pas, ces jeunes gens devraient tous ensemble vivre 7.330.315 ans de plus; supposons que le salaire moyen de chacun soit de 30 schellings par semaine, leurs vies bénéficieraient à la société d'à peu près dix millions de livres sterling par an. Si la tuberculose disparaissait, la vie de chacun en moyenne serait prolongée de deux ans. En calculant la valeur annuelle moyenne, de chaque individu à 23 livres sterling, la nation augmenterait d'un capital-vie de deux millions de livres sterling. Il faut ajouter à cette perte les dépenses de quatre millions de livres sterling par an, que la société doit faire pour combattre le fléau ».

En France, la perte est plus grande encore, car il meurt chez nous plus de 100.000 tuberculeux par an, tandis qu'en Angleterre, il en meurt 40.000 environ.

Il faut donc que nous cherchions par tous les moyens à réduire cette perte considérable; pour cela, il faudrait deux choses :

1° Empêcher l'individu de devenir tuberculeux;

2° Isoler ceux qui, étant tuberculeux sont un danger pour les autres.

Pour prévenir la tuberculose, il faudrait que chacun de nous se plaçât dans des conditions telles, qu'il ne pût pas laisser le terrain libre à la culture des bacilles de Koch. Nous devons surtout surveiller les premiers symptômes. Il y a vingt ou trente ans, on ne pouvait pas diagnostiquer la tuberculose à son début, mais aujourd'hui, il ne manque pas de moyens d'investigation pour dépister cette maladie. Il ne faut pas même attendre les signes stéthoscopiques; il suffit de constater les symptômes suivants : quand il y a perte de l'énergie; quand on fatigue devant un travail ordinaire ; quand il y a diminution de poids et manque d'appétit ; quand persiste une toux même si elle est faible; quand il y a expectoration ; quand on se sent l'haleine courte ou des douleurs intercostales; dans tous ces cas on ne doit pas hésiter à se faire ausculter. Aujourd'hui on est d'accord que l'hérédité ne transmet pas la tuberculose, mais elle donne le terrain propice pour les bacilles de Koch. Il faut donc nous surveiller nous-mêmes et nous mettre à l'abri quand il est encore temps.

Malheureusement, il est très difficile de lutter avec sûreté contre la tuberculose. S'il est possible par des mesures sanitaires immédiates de combattre le choléra et la peste, ces autres fléaux de l'humanité, on se trouve avec la tuberculose en présence d'un mal traître et sournois. Insensiblement, lentement, il s'installe aussi bien dans la cabane du pauvre que dans le palais du riche. Il envahit surtout les contrées populeuses, les villes, les centres industriels.

Les premiers symptômes, n'inquiètent pas outre mesure l'individu, qui dans une demi-sécurité laisse s'installer et s'aggraver le mal. Lorsque le danger apparait, il est quelquefois trop tard pour l'attaquer avec des chances de succès, et il est très difficile au malade isolé, ignorant des dangers qu'il court, de suivre un traitement régulier avec succès.

Il était nécessaire, en présence des progrès croissants de la tuberculose, que naquissent des Œuvres, qui en étudiant de près les moyens de prémunir et de guérir la terrible maladie, puissent recevoir et rechercher même les malades, les conseiller, les soigner, et leur mettre en mains en quelque sorte, les armes nécessaires pour vaincre leur dangereuse affection.

Grâce aux initiatives privées, des centres de résistance se sont formés dans les villes populeuses; de nombreuses institutions

se sont créées, et parmi elles nous devons placer l'Œuvre Antituberculeuse de Paris.

L'Œuvre Antituberculeuse de Paris, fondée en 1902, par le
Docteur Constantin Simionesco, arriva en peu de temps à se
placer au rang des meilleures institutions.

Ayant réuni autour de lui le concours éclairé de médecins
distingués, tels que MM. les Docteurs A. Logez-Duc, Bonnet,
Bouet Henry, etc., le Docteur Simionesco organisa son dispensaire
pour lutter efficacement contre le fléau.

Chaque malade admis en traitement fut l'objet d'observations
minutieuses, consignées dans un dossier, où s'accumulèrent de
précieux renseignements au point de vue médical.

Puis, à côté de ce double service de documentation et de
traitement médical, l'Œuvre Antituberculeuse, tout en distribuant
gratuitement des médicaments aux malades indigents, s'occupa
de les placer soit dans des sanatoria, soit dans des hôpitaux, et
leur assura les bienfaits des cures d'air en obtenant pour le
transport des malades à la campagne, des réductions de la part
des compagnies de chemins de fer.

A côté de l'Œuvre Antituberculeuse, se fonda l'Œuvre de
la Flanelle et du Vestiaire, dont la présidente est la distinguée
Mme Thénard, de la Comédie Française.

Enfin, mettant à profit ses relations considérables, c'est
encore en procurant des travaux sains et hygiéniques aux malades
tuberculeux qui ont recours à elle, que l'Œuvre Antituberculeuse,
s'affirma mieux qu'une clinique, mieux qu'un dispensaire : une
institution à la fois philantropique et scientifique.

Une action si vaste et qui se manifestait de si heureuse façon
ne pouvait qu'exciter le plus vif intérêt. Aussi la grande
presse parisienne n'a-t-elle manqué aucune occasion de faire
connaître l'Œuvre Antituberculeuse de Paris, dont le *Temps*, le
Figaro, le *Gaulois*, la *Liberté*, le *Matin*, le *Journal*, le *Paris-Journal*,
le *Petit-Journal*, le *Rappel*, la *Petite-République*, l'*Humanité*,
l'*Aurore*, le *Soir*, etc., furent les principaux et les plus désintéressés
propagandistes.

L'attention du public attirée de la sorte, l'Œuvre vit affluer

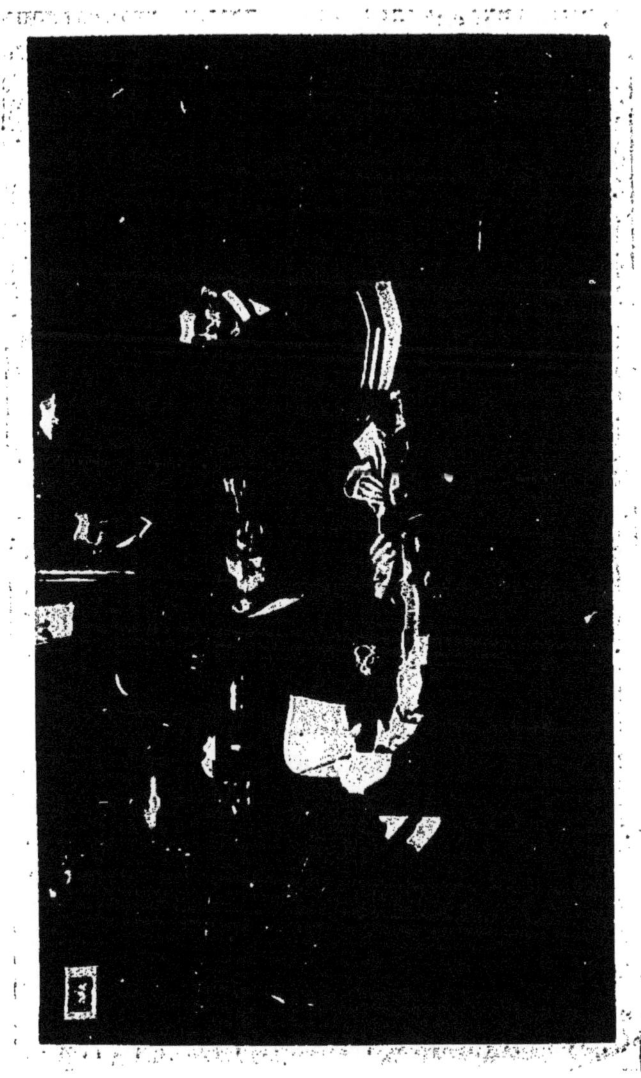

vers elle des centaines de malades, et se trouvant à l'étroit dans son siège primitif de la rue Réaumur, elle émigra au n° 53 de la rue Condorcet, où elle a pu soigner jusqu'à l'heure actuelle plus de six mille malades, et donner près de cinquante mille consultations.

Ces résultats expliquent pourquoi les adhésions à cette Œuvre d'un si haut intérêt social, timides au début, deviennent de plus en plus nombreuses, et pourquoi parmi les personnalités qui lui ont témoigné la plus vive sympathie, on peut citer les noms les plus connus du monde littéraire et artistique :

MM. Ernest Lavisse, Jules Lemaître, Maurice Barrès, Alexandre Bisson, Ludovic Halévy, Leroy-Beaulieu, Edmond Rostand, Clovis Hugues, Paul et Victor Marguerite, François de Curel, Henry Bauer, Auguste Dorchain, Courteline, Brieux, Liégeard, Oscar Méténier, Cunéo d'Ornano, Ernest Maindron, Grandmougin, Georges Ohnet, Max Nordau, Ed. Detaille, Carolus Duran, Dagnan-Bouveret, Dubufe, Alfred Stevens, Harpignies, Cheret, Clairin, Comerre, Abel Faivre, Félix Regamey, Hagbord, Albert Guillaume, Mucha, Eliot, Boucher, Gay, d'Hervilly, Mariton, Vincent d'Indy, Charles Lecoq, Alfred Bruneau, etc.

Les observations et les recherches faites à l'Œuvre Antituberculeuse de Paris, ont permis de constater qu'on ne devait pas seulement s'attaquer aux bacilles de Koch, mais qu'il fallait surtout augmenter la résistance du terrain sur lequel évoluent les microbes.

Après de nombreuses expériences faites au dispensaire avec les médicaments et les sérums connus jusqu'à ce jour, on arriva à la synthèse du cimatoxyl. C'est en examinant le sang des malades, qu'on trouva que cette substance agissait sur les globules en augmentant leur nombre d'une manière surprenante. Ainsi des malades dont l'analyse hématologique donnait 2.600.000 hématies et 3.500 leucocytes, après avoir été en traitement, changeaient complètement leur formule globulaire, et trois à quatre semaines après, l'on trouvait 4.110.000 hématies et 7.200 leucocytes. Chez d'autres malades, chez qui l'on trouvait 3.900.000 hématies et 3.916 leucocytes, après un mois de traitement l'on constatait 5.240.000 hématies et 8.880 leucocytes.

Pendant que ces changements s'effectuaient dans le sang,

le poids des malades augmentait sensiblement et les signes stéthoscopiques disparaissaient.

En multipliant les applications sur plusieurs centaines de malades, on arrivait à établir que le cimatoxyl stimulant les organes hématopoïétiques augmentait les moyens de défense de l'organisme et acheminait les malades vers la guérison.

C'est ainsi qu'on obtint les plus beaux succès de thérapeutique sur la plupart des malades, en contrôlant les résultats cliniques par les travaux de laboratoire.

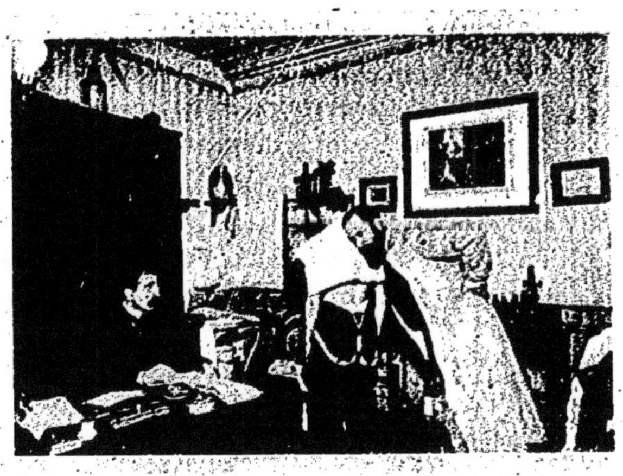

CABINET DE CONSULTATION

Pendant huit ans, sur les nombreux malades traités à l'Œuvre antituberculeuse, on a obtenu 90 0/0 de guérisons de sujets au premier degré, 65 0/0 de guérisons au deuxième degré.

De pareils chiffres se passent de commentaires, et en disent plus long que les plus éloquents discours sur la vitalité de l'Œuvre et l'importance des services qu'elle rend dans la lutte contre la Tuberculose.

Il n'est pas sans intérêt de citer pour finir quelques passages de l'article publié dans la *Revue de l'Œuvre Antituberculeuse* de Paris par le D' Logez-Duc, médecin-légiste à l'Université de Paris :

« La tuberculose guérit, que le monde le sache bien ; et c'est à son extrême début, la plus curable de toutes les maladies chroniques ; que le monde se le rappelle.

« Ainsi, la condition *sine qua non*, consiste dans la rapidité de l'intervention, l'affection étant d'autant plus obéissante à la thérapeutique, que le traitement est fait de meilleure heure.

« Et comme la tuberculose fait une sélection naturelle parmi ceux qui luttent pour l'existence, emportant les faibles et respectant les forts ; comme elle vise surtout les besogneux et les surmenés, c'est pour les petits, sans nuire aux élus et aux heureux de l'aisance que l'Œuvre Antituberculeuse de Paris, sous la direction du D' C. Simionesco, est née, a grandi et grandira encore.

« Par solidarité sociale, elle donne aux déshérités, à ceux qui n'ont pas les ressources nécessaires, le moyen de sauver de la ruine physiologique leur santé délabrée ; par humanité, elle engage à venir à elle ceux qui, en d'autre cas, se résigneraient à se soigner trop tard ; par fraternité enfin, elle donne aux uns la confiance salutaire, aux autres le courage et la persévérance nécessaires pour se soigner, sans préjudice à quiconque des conseils éclairés.

« *Acta manent*. Les actes demeurent ; surtout ceux-là. Voilà pourquoi l'Œuvre Antituberculeuse de Paris demeurera. Qu'on s'en souvienne. »

Imprimerie de Poissy. — Lejay Fils et Lemoro.
Poissy (S.-et-O.) Téléph. 52. | Bureau à Paris, 59, rue du Rocher.

Un Conseil utile.

Lorsque à la suite d'une rougeole, coqueluche, bronchite, pleurésie, etc... la toux est persistante et surtout, si elle dure plus de trois semaines, il y a danger.

Pour éviter la Tuberculose, il faut, prendre le Cimatoxyl.

Les malades atteints d'asthme, emphysème, bronchites chroniques et Tuberculose, doivent faire usage du Cimatoxyl à la dose de 4 granules par jour pour adulte et 2 pour enfant.

Aux malades très déprimés il faut joindre le Serum Cimatoxyl, en pratiquant au moins tous les deux jours une piqure.

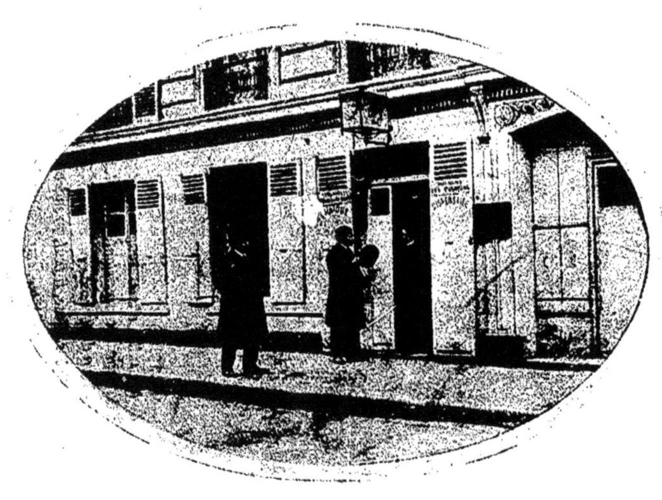

www.ingramcontent.com/pod-product-compliance
Ingram Content Group UK Ltd.
Pitfield, Milton Keynes, MK11 3LW, UK
UKHW021721130726
13696UKWH00006B/2451